DE LA NÉCESSITÉ

D'ÉTUDIER UNE NOUVELLE DOCTRINE

AVANT DE LA JUGER;

ET APPLICATION DE CE PRINCIPE

A LA PHYSIOLOGIE INTELLECTUELLE;

DISCOURS

PRONONCÉ LE 14 JANVIER 1827,

POUR

L'OUVERTURE D'UN COURS DE PHRÉNOLOGIE

DONNÉ CHEZ M. LE Dr. GALL;

Avec Notes,

PAR M. LE Dr. Fossati.

CHEZ { BÉCHET Jne, Libraire, Place de l'École de Médecine, N° 4;

COMPÈRE, Libraire, rue e l'École de Médecine, N° 6.

1827.

DE LA NÉCESSITÉ

D'ÉTUDIER UNE NOUVELLE DOCTRINE

AVANT DE LA JUGER;

ET APPLICATION DE CE PRINCIPE

A LA PHYSIOLOGIE INTELLECTUELLE;

DISCOURS

PRONONCÉ LE 14 JANVIER 1827,

POUR

L'OUVERTURE D'UN COURS DE PHRÉNOLOGIE

DONNÉ CHEZ M. LE Dr. GALL;

Avec Notes.

PAR M. LE Dr. Fossati.

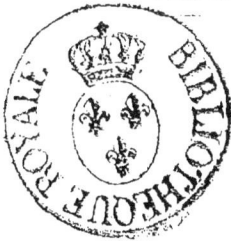

CHEZ { BÉCHET Jne., Libraire, Place de l'École de Médecine, No 4.
COMPÈRE, Libraire, rue de l'École de Médecine, No 8.

1827.

IMPRIMERIE DE MIGNERET, RUE DU DRAGON, N.º 20.

DE LA NÉCESSITÉ

D'ÉTUDIER UNE NOUVELLE DOCTRINE

AVANT DE LA JUGER,

ET APPLICATION DE CE PRINCIPE

A LA PHYSIOLOGIE INTELLECTUELLE.

L'HISTOIRE de toutes les grandes découvertes qui ont changé les opinions des hommes sur différentes parties des connaissances humaines nous prouve qu'une sorte de fatalité inévitable est inhérente à ces découvertes. Cette fatalité, Messieurs, consiste en ce que la généralité des hommes doit confondre les sublimes conceptions de l'homme de génie, les faits extraordinaires nouvellement découverts, et les nouveaux principes tirés du rapprochement des faits déjà connus, avec les extravagances, les fausses conceptions d'une imagination exaltée, avec les aberrations de l'esprit, dont l'histoire nous fournit tant d'exemples ; enfin, avec le charlatanisme scientifique. Et ce qui est remarquable dans la réflexion que je vous soumets, c'est que la nature même de toute espèce de découverte est la cause de cette disposition commune à tous les hommes. En effet, qu'est-ce qu'une découverte pour le public, sinon la manifestation d'une vérité jusqu'alors inconnue ? Et d'autre part, que sont les faux systèmes, sinon des erreurs nouvelles, annoncées comme vérités ? Or, est-il possible que ce public puisse à l'instant démêler le vrai du faux, particulièrement si les choses qu'on lui annonce exigent de la méditation, de l'étude et des recherches plus ou moins pénibles ? La paresse naturelle de l'esprit humain, qui se refuse à toute investigation profonde, la crainte d'être exposé à la raillerie, en se montrant attaché à des systèmes nouveaux, le défaut de moyens matériels pour constater les faits, pour répéter les expériences et les observations qui peuvent les éclaircir; la vanité blessée des hommes qui, d'après les nouvelles découvertes, devraient renoncer à l'échafaudage de leurs propres systèmes et de leurs opinions, pour descendre de la chaire du maître au banc des écoliers; l'expérience fréquente des charlatans scientifiques, qui cherchent à surprendre notre croyance par des faits merveilleux, qu'on ne peut jamais reconnaître; la suffisance qui croit tout savoir; l'intérêt, la superstition farouche, et l'ombrageux amour du pouvoir, sont autant de causes et de circonstances qui éloignent les hommes de l'examen d'une nouvelle vérité ou d'une nouvelle doctrine. De cette manière, les découvertes utiles et véritables, et les saines doctrines sont soumises à la même condition, à l'égard du public, que les absurdités et les erreurs. La plupart des hommes font le même accueil au charlatan et à l'homme de génie; ils reçoivent les nouvelles extravagances, les nouvelles erreurs, les nouvelles recherches et les nouvelles inventions de la même manière. On les laisse d'abord flotter dans le vague, on s'en amuse, on les décrie, on en tire des conséquences, on en fait des applications, on s'exalte, on se passionne, et l'on se garde bien de les étudier! Ne soyons pas surpris, cependant, que la plupart des hommes soient dans une telle disposition d'esprit par rapport aux études scientifiques. Cette disposition est le résultat de leur organisation, comme nous le verrons plus tard, en étudiant la source de nos facultés et de notre intelligence; elle est aussi la conséquence des impressions reçues, des idées acquises, en un mot, des influences sociales. Et à l'appui de ce que je viens de vous dire, Messieurs, permettez que je vous adresse une simple question : Quels sont les hommes qui se font une opinion après examen? Où sont ceux qui ont approfondi leurs croyances politiques, physiques, religieuses et philosophiques, après avoir pesé, jugé, et connu tout ce qui a rapport à ces mêmes croyances, et après avoir tiré de leur propre fond les opinions qu'ils ont adoptées? Vous trouverez un très-petit nombre de tels hommes, si tant est que vous puissiez en trouver.

Réfléchissons seulement à la variété des opinions sur la nature et les propriétés de nos alimens, de nos boissons, sur ce que nous croyons utile ou nuisible à la santé, sur ce que nous croyons juste ou injuste, bien ou mal, raisonnable ou déraisonnable, et nous verrons que bien peu de personnes ont approfondi ces sujets, et fait des recherches sur la nature même des choses dont je vous parle. Tout le monde se mêle de politique, depuis bien des années, et chacun a des opinions bien arrêtées à ce sujet; mais, a-t-on bien étudié la nature de l'homme, de ses facultés et de ses penchans pour juger ce qui lui convient de préférence? A-t-on étudié l'histoire de l'origine, des progrès et de la décadence des sociétés humaines, pour juger dans quelle position relative se trouve telle ou telle société, afin de lui faire l'application des principes qui lui conviennent? Et en fait de religion, ceux mêmes qui se font tuer , ou bien qui tuent avec toute la componction possible pour soutenir et défendre telle ou telle secte religieuse, ont-ils bien examiné l'origine de leur propre religion , les progrès, les changemens qu'elle a subis, ainsi que le mérite de différentes autorités qui leur ont imposé leurs croyances ? Il faut en convenir, Messieurs , nous adoptons tous des opinions déjà formées par d'autres : notre science est une science de tradition , et notre plus ou moins grand attachement à nos connaissances est proportionné à l'estime que nous avons conservée de nos instituteurs, de nos parens, et des livres qu'on nous a spécialement recommandés ! C'est ainsi que nous voyons beaucoup de personnes estimables , pleines d'instruction , de très-honnêtes gens et de la meilleure foi du monde, attachés avec un entêtement désespérant à des opinions absurdes , ridicules , ou même nuisibles à la société , aussi bien qu'à eux-mêmes, uniquement parce qu'elles sont anciennes. L'examen coûte trop de peine et de travail, et on ne s'y livre que difficilement : d'ailleurs, les hommes n'ont pas tous la même capacité à tout comprendre.

Irai-je, à présent, puiser dans l'histoire des exemples pour vous prouver, par les faits, la vérité de ce que je vous expose ? Trop de faits se présentent à mon esprit pour confirmer cette douloureuse vérité. Il suffit de parcourir l'histoire des grands hommes qui ont illustré leur époque par d'importantes découvertes, et nous en serons bientôt convaincus. Tous , de leur temps, ont été traités comme des visionnaires , des exaltés , des extravagans : heureux, quand ce ne fut que le ridicule et le mépris qu'ils eurent à essuyer; plus souvent ce fut la persécution , le bannissement, la spoliation , la prison et les supplices. Voilà donc les consolations qui accompagnent ordinairement la vie des hommes extraordinaires, qui ont sacrifié leur temps, leurs intérêts et leur bonheur au bien-être de l'humanité! Si la Providence n'avait pas donné à ces hommes de génie la conscience de leur propre mérite, qui leur fait sentir la vérité de leurs conceptions, et qui les rend ainsi supérieurs à leurs adversaires, et indifférens au blâme comme à la louange, je crois qu'il serait impossible d'endurer l'amertume et les dégoûts que la foule des gens médiocres et des ignorans versé sur leurs jours. Oh! combien j'admire le Créateur d'avoir organisé les grands hommes et les hommes vulgaires de telle manière que la résistance de ceux-ci, produite par leur incapacité à concevoir les grandes découvertes, ne fût pas pour les autres une cause de découragement et un obstacle à l'établissement des vérités utiles! Mais, venons aux exemples, et parmi le grand nombre que je pourrais vous citer à l'appui de mon observation, permettez que je m'arrête un instant sur quelques-uns de plus connus : vous verrez que les différens genres de découvertes, les différentes époques, et les différens pays n'ont pas apporté de différence dans la conduite de la généralité des hommes envers leurs illustres contemporains. Tout le monde connaît la persécution soufferte par Galilée pour avoir prouvé très-innocemment que la terre se meut sur son axe chaque jour, et chaque année, autour du soleil. Mais on ne connaît pas également les vexations qu'il a éprouvées de la part des savans et des critiques de son époque : les professeurs mêmes de Padoue se moquaient de lui, et les mathématiciens, les physiciens et les académies parlaient des découvertes de ce grand astronome comme en parlent encore de notre temps nos villageois, si on veut leur faire connaître le mouvement de

rotation de la terre. En 1597, il inventa le compas géomé-
trique, et dix ans après, il fut obligé de faire rendre un
jugement contre Balthazar Capra, qui s'était approprié
cette invention. En 1609, il inventa le télescope, il découvrit les inégalités de la lune, et que la voie lactée n'é-
tait autre chose qu'un amas d'étoiles fixes ; il découvrit
après les taches du soleil, les phases de Vénus, les pla-
nètes de Jupiter et leurs temps périodiques, et par suite,
la manière de graduer en tous temps et en tous lieux,
même la nuit, les longitudes ; il découvrit la rotation du
soleil sur son axe. . . . . et pour prix d'un si grand nombre de découvertes, en 1632, il fut cité par le Saint-
Office à Rome, et condamné à près de deux ans de déten-
tion. Voyez, dans ses lettres, dans ses écrits et particuliè-
ment dans le *Saggiatore*, quelles imputations on a dirigées contre lui, et de quelle manière il a été obligé de
se défendre. Un Christophe Scheiner, sous le nom d'Appelle, s'appropria la découverte des taches solaires. Galilée, dans une lettre à Alfonse Antonini, se plaignait
de la honteuse témérité de son adversaire ; mais, dans
cette occasion, il se plaignait bien davantage des haines
que ses découvertes lui avaient suscitées, et de l'état de
calamité, (ce sont ses propres expressions) dans lequel
il se trouvait par ces mêmes découvertes (1). Ombre du
grand Galilée ! A quoi te sert notre admiration, si de
ton vivant ton génie et tes inventions t'ont causé tant
de chagrins et de douleurs ! à quoi bon tant de gloire,
si elle n'a pu rendre ta vie plus heureuse ! Y a-t-il donc
une fatalité inhérente aux grandes découvertes !

Voyons maintenant les traits principaux de la vie d'un
autre grand homme. Christophe Colomb, qui avait découvert un nouveau monde par la seule force de son gé-

nie, a-t-il été mieux apprécié, a-t-il été plus heureux ?
L'activité de ses sens intérieurs lui fait concevoir cette
grande découverte ; il s'adresse à ses compatriotes, les
Génois, et aux Venitiens ; il leur offre ses services, il
demande un appui, et les Génois et les Vénitiens rejettent
ses offres. On regardait ses propositions comme des chimères, des extravagances ; et les raisonnemens qu'il faisait
pour appuyer ses opinions n'étaient compris par personne : le mépris et le dédain étaient sa récompense.
Il s'adressa ensuite à Jean II , roi de Portugal , et au roi
d'Angleterre , mais sans succès. Partout il était regardé avec
la même indifférence ; les marins et les voyageurs de ce
temps-là n'étaient pas en état de comprendre qu'il pût y avoir
d'autres terres au-delà de celles qu'ils avaient vues. Colomb
se dirigea à la fin en Espagne, et ses propositions furent
accueillies par la reine Isabelle (2). Il partit donc de l'Espagne, en 1482. En mer, dans ce voyage, il risqua d'ê-
tre victime de ses propres marins, qui avaient conspiré
contre lui ; et si le courageux capitaine, par sa sagacité,
n'avait pas su conclure, à la vue de quelques oiseaux, et
de quelques débris de bois flottans sur les ondes, qu'un
continent ne devait pas être éloigné, il aurait péri par
suite de cette rebellion. Il promit donc à ses marins d'a-
border dans trois jours, et ce fut l'Amérique qu'il découvrit. Il revient bientôt en Espagne, qu'il traverse comme
en triomphe : il est bien accueilli et comblé de faveurs
par les souverains. Il repart pour un second voyage ; mais
l'envie, la méchanceté et la perfidie attaquaient déjà la
réputation de Colomb : on l'accuse auprès du roi , et il
est obligé de revenir en Espagne pour se justifier. Il part
une troisième fois, et on l'accuse de nouveau, et, pour
récompense de ses services, on lui expédie le proconsul

commandeur Bovadilla, chargé de renvoyer en Espagne, enchaîné, celui qui avait fait la découverte du nouveau-monde. Justifié de nouveau, il a le courage d'entreprendre un quatrième voyage; mais le perfide Ovande le soumet à des traitemens indignes, jusqu'à ce que, accablé d'oppressions et de chagrins, il quitte pour toujours le monde qu'il avait conquis pour le roi d'Espagne. Celui-ci, à son retour, l'accueille froidement, et lui propose de renoncer à tous les priviléges qu'il lui avait accordés, en lui donnant des terres en compensation. Colomb n'eut pas même la gloire d'avoir donné son nom au monde qu'il avait découvert. Terrible fatalité attachée aux grandes découvertes ! Il faut lutter long-temps avant de les faire apprécier et reconnaître : elles sont payées par l'ingratitude, lorsqu'elles sont reconnues. Et tant d'exemples, tant d'expériences ne rendront jamais les hommes du moins un peu plus circonspects et un peu plus tolérans pour les grands hommes qui leur sont utiles ! Garderont-ils seulement leur vénération et leur estime pour ces puissans de la terre, qui les tourmentent, qui les écrasent, qui les dépouillent, qui les abrutissent et qui les font égorger ! Espérons que les progrès de la civilisation rendront leurs jugemens un peu plus droits, et qu'ils apprendront à faire un meilleur usage des facultés intellectuelles que la nature leur a accordées.

Vous parlerai-je d'Harvey, qui démontra par des expériences nombreuses la circulation du sang, et la rendit évidente. Ne s'est-il pas attiré aussi, non-seulement une opposition hostile, mais encore des persécutions cruelles de la part d'un grand nombre de ses contemporains et de ses propres confrères ? N'a-t-on pas tourné en ridicule cette admirable fonction des corps animés, par laquelle une humeur vivante se distribue jusqu'aux dernières extrémités par des canaux tortueux, comme les fleuves et les rivières sur la surface de la terre ? Après beaucoup d'honneurs reçus, Harvey fut disgracié par son roi ; et l'ignorance de ses adversaires trouva un accès plus facile auprès du monarque, que le mérite de ce grand philosophe observateur (3).

Mais arrêtons-nous à un dernier exemple, et arrivons à des temps moins éloignés de nous. De quel scandale n'avons nous pas été témoins, quand la plus admirable découverte qu'on eût pu faire en médecine nous a été révélée par le docteur Jenner ! Oui, la vaccine, ce bienfait de la providence, qui conserve la vie d'un si grand nombre de victimes, qui en garantit un plus grand nombre des difformités et des imperfections auxquelles la population entière était exposée, a trouvé résistance de toute part. Non-seulement les préjugés du peuple, toujours récalcitrant à tout ce qui est nouveau, et je dirai même à tout ce qui lui est utile, mais les écrivains, les magistrats, les ministres de la religion, et, ce qui est plus remarquable encore, un très-grand nombre de médecins, se sont déclarés contraires à cette découverte, et même l'ont combattue avec acharnement. Le temps seul, comme pour toutes les découvertes de ce genre, a pu faire justice de l'immense efficacité de celle-ci.

Maintenant, Messieurs, pensez-vous que ceux qui ne croyaient pas au mouvement de la terre, que ceux qui ne croyaient pas à l'existence d'un continent inconnu, que ceux qui niaient la circulation du sang, et ceux qui ne voulaient pas de la vaccine, se soient prononcés, après avoir bien étudié les faits et les preuves sur lesquelles les grands hommes dont je viens de parler appuyaient leurs découvertes, leurs démonstrations et leurs principes? Certainement non. Ils ont raisonné d'après les connaissances routinières qu'ils avaient jusqu'alors, et, sans se donner la peine d'observer, d'expérimenter, d'examiner et d'approfondir par une saine logique les nouvelles idées qu'on leur communiquait, ils ont préféré d'éclater en diatribes, et de redoubler d'activité et de haine, non-seulement contre les principes, mais aussi contre les personnes qui venaient les éclairer. Telle est la marche de l'esprit humain, telle est la condition de toutes les grandes découvertes, ainsi que des doctrines qui en découlent.

Et que les découvertes et les doctrines dont je vous ai parlé, et bien d'autres encore, que le temps et l'expérience ont confirmées, aient été réfutées par des sophismes et par de faux argumens, se trouve prouvé par ce fait seul qu'elles sont actuellement adoptées et reconnues par nous. Si leurs adversaires eussent étudié attentivement les questions dont ils s'occupaient, comme ont dû faire, ou quelques-uns des contemporains, ou quelques-uns de ceux qui sont venus après, ils auraient reconnu la vérité des faits et la justesse des inductions établies par les premiers observateurs. Mais non, ce n'est pas en étudiant les sciences et en sondant les mystères de la nature qu'on veut avoir raison, mais bien en raillant, en persiflant, ou, quand on le peut, en persécutant ceux qui ont fait les découvertes ou exposé de nouvelles doctrines. C'est ainsi que les hommes se vengent toujours de leur propre ignorance.

Mais on nous dira, c'est justement cet esprit de contradiction qui a replongé dans le néant une quantité d'inventions absurdes et de chimères, que la soif de la renommée a fait éclore en tout temps. La médiocrité et

l'ignorance ont bien souvent prétendu usurper la réputation des hommes de mérite, et ce fut en les combattant
de toutes les manières qu'on les a remis à leur place. C'est
la vérité. Aussi le succès de ceux qui ont combattu les
faux systèmes ou les doctrines hasardées prouve exacte-
ment ma proposition, qu'il faut étudier les nouveaux faits
et les nouvelles doctrines qu'on nous annonce comme
vrais, avant de les adopter ou de les réfuter; parce qu'il
est de toute absurdité d'adopter ou de réfuter une chose
qu'on ne connait pas. J'aime et j'approuve la controverse,
parce qu'elle est utile; mais les injures, les invectives et
les plaisanteries, dont on fait usage à sa place, sont in-
supportables, surtout quand on prétend, par des tels
moyens, détruire la puissance des faits. Des ressources
pareilles ne font que prouver la pénurie d'argumens plus
solides. Oui, je le répète, la controverse, la discussion et
l'examen sont les élémens nécessaires pour établir la vérité d'une doctrine! C'est d'une doctrine que je vous parle
maintenant, et non pas d'un simple fait isolé, dont il soit
question de constater l'existence. Il y a des faits très-
simples, comme l'existence d'un filon métallique dans une
montagne ou d'une mine de charbon de terre, ou toute
autre semblable, qui, une fois découverts, et quand leur
existence est constatée, font cesser toute opposition. Mais
tous les faits ne se présentent pas de la même manière,
et ne sont pas si simples : il y en a de compliqués, d'obs-
curs et d'illusoires, où il faut employer la plus grande
sagacité comparative pour les saisir et pour les démêler
d'avec leurs causes et d'avec les autres faits qui s'y rattachent, et qui ont plus ou moins de rapport avec le fait
principal. Une maladie, par exemple, est un fait; mais
que de choses à considérer dans une maladie, avant de

pouvoir démêler ce qui est essentiel de ce qui est acci-
dentel; ce qui en est la cause, de ce qui en est l'effet; s'il
y a plusieurs causes et plusieurs effets, et ainsi de suite.
Les doctrines ne se rattachent donc pas à un seul fait
simple et isolé, mais bien à un enchaînement de faits et
de causes, où le tout se lie et s'explique par le rapport
constant qui existe entre les causes et les effets. Donc,
pour saisir les faits compliqués qui donnent naissance à
une doctrine, il faut être doué de facultés intellectuelles
supérieures, et avoir l'esprit exercé dans les recherches
profondes des phénomènes de la nature. C'est cet assem-
blage, qu'on a tant de peine à trouver, qui nous explique
la rareté des hommes de génie; de ces hommes qui ont
pu faire changer, par leurs investigations et par leurs découvertes, l'opinion des hommes sur les différentes bran-
ches de nos connaissances.

Après avoir prouvé que les découvertes doivent être
reconnues, et que les nouvelles doctrines doivent être
étudiées avant que l'on porte un jugement sur la vérité
ou la fausseté de leurs principes, examinons si, par rapport à la physiologie intellectuelle, les hommes de nos
jours se sont autrement conduits qu'ils n'ont fait de tout
temps. Voyons si les savans, et ceux mêmes qui ont écrit
contre la physiologie du cerveau, se sont donné la peine
de vérifier les faits, d'étudier les principes, de tirer les
conséquences légitimes qui découlent naturellement de
l'examen des faits; ou bien si, mettant de côté les faits,
et ne raisonnant que d'après les idées et les principes gé-
néralement adoptés, ils n'ont fait que confirmer de nouveau la vérité de l'observation que je vous ai soumise en
commençant : que la vérité et l'erreur sont, au premier
abord, accueillis de la même manière, et qu'une espèce

de fatalité inévitable semble présider aux grandes découvertes.

Loin de moi de vouloir ici établir un parallèle entre
les découvertes dont j'ai cité des exemples et celles dont
nous avons à nous occuper dans nos conférences; d'ailleurs, il ne m'appartient pas, et surtout dans ce lieu,
d'établir aucune sorte de comparaison (4). Il suffit de
vous soumettre dans ce moment quelques-uns des traits
les plus marquans de la vie scientifique du grand homme
qui m'honore de son amitié, pour vous prouver jusqu'à
l'évidence la vérité de mon observation.

M. le docteur Gall, par ses recherches et ses observations, tendantes à découvrir les signes extérieurs des différentes facultés intellectuelles, fut conduit à l'admirable
conception de la pluralité des organes cérébraux, et à la
détermination des véritables qualités fondamentales de
l'intelligence (5). Par l'inspection du cerveau d'un hydro-
céphale, il découvrit ensuite la véritable structure de ce
viscère. Des recherches postérieures l'amenèrent à la découverte d'une quantité considérable de choses nouvelles
dans la forme et la disposition des parties matérielles du
système nerveux, et par suite à détruire autant d'erreurs
et de préjugés anciennement enracinés dans la tête des
anatomistes. Les découvertes physiologiques et les découvertes anatomiques étaient indépendantes les unes des
autres : les unes pouvaient, par conséquent, subsister in-
dépendamment des autres.

C'était à Vienne qu'il tenait des conférences avec ses
amis et des gens instruits, et qu'il leur soumettait ses observations et ces mêmes découvertes. Le gouvernement
Autrichien lui imposa silence; et, s'il n'avait tenu qu'a lui,
il aurait étouffé dès sa naissance la physiologie du cer-

veau. Des circonstances de famille lui firent quitter Vienne,
et il profita de son absence pour parcourir le Nord de
l'Allemagne. Partout où il dirigea ses pas, il étonna les
savans et les gens du monde par la nouveauté et l'impor-
tance de ses recherches; on applaudit avec enthousiasme
aux heureuses applications qu'il fit des principes de sa
doctrine, quand il visita les prisons, les maisons de fous,
les hospices et les maisons d'éducation (6) : enfin, il vint à
Paris. Ici, de concert avec son élève et collaborateur,
M. le docteur Spurzheim, il démontra aux membres de
l'Institut l'anatomie du cerveau, et il leur exposa dans un
mémoire ses principales découvertes anatomiques. On sait
quel jugement ce corps scientifique porta de ce travail; et
quelle fut l'influence que le despote de ce temps exerça
sur le jugement des commissaires. On nia presque tous les
faits anatomiques, et on fit croire qu'il fondait là-dessus
ses découvertes physiologiques. Les journalistes se tinrent
à cette décision, et des plaisanteries grossières, des absurdités, des faussetés, des calomnies et des injures furent
prodiguées dans plusieurs journaux et dans plusieurs sa-
lons, et se répandirent du centre du monde civilisé jusqu'aux régions les plus éloignées du monde scientifique.
Le fondateur de la physiologie intellectuelle, ferme comme
un vieux chêne en butte aux ouragans, ne se déconcerta
point; il poursuivit ses recherches, et fit paraître son
grand ouvrage sur l'anatomie et la physiologie du système
nerveux en général et du cerveau en particulier. Il répon-
dit aux objections qu'on lui avait faites; il développa d'une
manière plus complète sa doctrine, en ajoutant un grand
nombre de faits aux faits déjà publiés. Mais il fallut que
les hommes continuassent à agir d'après leur tendance naturelle, c'est-à-dire, à juger sans connaître. Aussi le grand

ouvrage resta presque sans lecteurs, et beaucoup de gens du monde, de médecins et de savans, continuèrent leurs plaisanteries, leurs objections ridicules, et ne cessèrent pas de s'adresser les questions les plus fades et les plus niaises, dans le seul but de rire au lieu de s'instruire. On ne s'arrêta point à cela; mais on excita les femmes de la halle contre la personne du docteur Gall; on prépara une mascarade pour le tourner en ridicule (7), et on l'attaqua directement auprès de l'autorité par quelques-unes de ces insinuations charitables, usitées en tout temps dans des circonstances pareilles (8).

Messieurs, vous devez aussi connaître les articles qui ont paru dans les journaux, après la publication de l'ouvrage in-8.º de M. Gall. Croira-t-on qu'on fasse encore aux principes qu'il professe les mêmes objections qu'on lui faisait, à l'époque où ils furent, pour la première fois, annoncés au public, comme si M. Gall n'y avait pas répondu? Ne voyons-nous pas des attaques continuelles contre la personne de M. Gall, en s'appuyant sur les conséquences dangereuses qu'on pourrait tirer de sa doctrine, imitant en cela, de nos jours, les siècles passés, et nous faisant voir ce que nos ancêtres ont vu, de leur temps, pour d'autres grands hommes? Quel rôle n'a-t-on pas fait jouer au fatalisme, au matérialisme et à la liberté morale des actions, pour attaquer, non-seulement les principes et la doctrine de notre philosophe, mais encore pour le compromettre dans ses rapports sociaux? N'ai-je pas raison de m'écrier que les hommes, en continuant toujours à juger sans connaître, soumettent encore aujourd'hui toutes les véritables découvertes à cette espèce de fatalité dont je vous ai déjà parlé, celle de les confondre dans leurs jugemens avec les extravagances et les erreurs des faux savans (9)?

Une réflexion cependant se présentera à l'esprit de chacun de vous dans ce moment, et vous pourriez être tentés de me dire : mais si les objections à la physiologie intellectuelle étaient fondées; si les faits sur lesquels vous vous appuyez étaient faux, que deviendrait la physiologie intellectuelle? Ici, je me contenterai de vous soumettre quelques-unes des objections qui en imposent encore au public, quoique dénuées de fondement. Au reste, Messieurs, je n'abuserai pas long-temps de votre complaisance : je me réserve à répondre à toutes les objections en détail, quand je traiterai des différens principes de la doctrine, quand je vous apporterai les preuves sur lesquelles elle se fonde, et quand vous aurez des idées précises sur les différentes questions qui s'y rattachent.

Dans une feuille périodique, en 1822, vous avez pu voir avec quel air de triomphe on reproduisit les plaisanteries du journal de l'Empire : il est dit, par exemple, en parlant du sens des localités ou du rapport de l'espace, ce que le journaliste appelle organe des voyages, que les hirondelles et le capitaine Cook, les grues et Christophe Colomb, etc., sont également remarquables par une jolie petite bosse qui se cache à demi dans les sinus frontaux. L'auteur veut insinuer par là qu'il est impossible qu'il existe un même organe cérébral propre à déterminer, par son activité, les hommes comme les animaux à changer de lieux, à voyager. Mais, si je vous disais que le même organe, le cœur, fait circuler le sang de l'hirondelle, et le sang de M. Canning; que le même organe, le nerf optique, reçoit l'impression de la lumière dans les yeux des grues, comme dans ceux de Bolivar; que les mêmes organes, les muscles, font courir un chevreuil et un agile chasseur, la surprise, ou l'effet que cette réflexion peut vous avoir causé cessera à l'instant. Il ne vous sera pas difficile, par l'analogie, d'admettre la possibilité que des organes internes de la même nature puissent produire des actions, ou pour mieux dire, exercer des fonctions du même genre dans les différentes espèces d'animaux.

On a prétendu trouver de la contradiction dans les ouvrages de M. Gall, parce qu'il dit quelque part, qu'il ne juge des différentes protubérances du crâne qu'en tant qu'elles sont produites par le développement des parties cérébrales subjacentes : et ailleurs, il cite les personnes dont il avait deviné les facultés ou les penchans, à la seule inspection du crâne. Mais pourquoi avoir l'air ici d'ignorer les preuves qu'il a apportées, d'après lesquelles il résulte clairement que chez l'homme, dans l'état ordinaire, et dans les cas déterminés par l'auteur, la forme du crâne représente parfaitement le développement des différentes parties cérébrales? Est-ce là la bonne foi de nos adversaires? Mais, en attendant, le public, qui lit les journaux et n'étudie pas les ouvrages, s'en rapporte à des jugemens pareils, et continue, par conséquent, à se faire des opinions sans examen.

Bonaparte aussi a voulu dire quelque chose sur le système crâniologique du docteur allemand; mais, si au lieu d'écouter, sur ce sujet, des courtisans frivoles et ignorans, il s'était donné la peine de connaître le sujet même, il n'aurait jamais cité la bosse de l'ivrognerie, et il se serait donné un ridicule de moins. Cependant, quand il reconnaissait dans son cheval plus de mémoire locale qu'il n'en avait lui-même, ne payait-il pas un tribut involontaire à la doctrine phrénologique? (10).

Les organes de l'amour de la progéniture, de l'instinct carnassier, du sentiment de la propriété, sont ceux qui ont été en butte aux plus violentes attaques; mais pensez vous qu'on ait répondu aux faits exposés dans les ouvrages de M. Gall par des faits contraires? Non, Messieurs; ce fut avec des raisonnemens puisés dans les anciennes croyances philosophiques!.... Et, après ce que M. Gall a publié sur la liberté morale des hommes, nos adversaires n'ayant plus trouvé de prise aux attaques de ce côté, ont trouvé bon de regarder son admirable traité sur cette matière comme une rétractation de ses principes, et comme une preuve de son peu de solidité. Notre philosophe, je vous assure, dans ses cours publics comme dans ses ouvrages, a toujours professé les mêmes principes.

Je craindrais, Messieurs, de fatiguer votre attention si je m'arrêtais davantage à vous donner des plus longs détails de cette nature. Dans nos conférences nous examinerons les faits sur lesquels se fonde la physiologie intellectuelle; et nous n'aurons en vue que la recherche de la vérité : nous ferons, pour ainsi dire, le chemin ensemble pour la retrouver, et je ne serai en cela que votre guide. Après l'examen des choses positives et matérielles, chacun de vous pourra reconnaître les principes, et tirer les conséquences qui découlent naturellement des faits. Cela fait, nous ne nous embarasserons aucunement d'examiner si la nature a eu tort ou raison de nous les avoir offerts tels qu'ils sont et d'avoir fait le monde tel qu'il est. C'est une question qui n'est pas à la portée de notre intelligence.

Il faut pourtant que je vous prévienne que je serai obligé de me présenter à vous, à mon tour, avec ce que le journaliste appelait un ossuaire, c'est-à-dire, avec une collection de crânes d'hommes et d'animaux, avec des préparations en cire, des plâtres et des dessins. Je sais que beaucoup de personnes prennent cet appareil pour

un objet d'amusement et de simple curiosité, et pensent
que l'étude de la phrénologie se réduit à la connaissance
du siége des organes cérébraux. Ceux qui ne s'attendent
qu'à cela, et ne cherchent qu'à faire l'étude des bosses,
pour me servir de l'expression vulgaire, se trompent :
je crains que leur impatience ne l'emporte bientôt sur
leur curiosité, quand ils verront combien de choses il
faut connaître d'avance. La physiologie intellectuelle est
l'étude de l'homme, de ses penchans, de ses instincts et
de ses facultés morales et intellectuelles. L'étude des
facultés et des qualités des animaux, nous ouvrira le
chemin pour établir d'une manière plus juste et plus
exacte qu'on n'a fait jusqu'à présent, quelles sont les
véritables qualités fondamentales de l'intelligence, et nous
apprendront à faire cette lumineuse distinction, établie
par le fondateur de la phrénologie, entre ces mêmes
qualités, et les attributs généraux, tels que la sensation,
la mémoire, l'attention, etc.

La plupart des écrivains suivent encore l'ancienne rou-
tine : ils ont dédaigné l'étude que nous allons entreprendre ; aussi, quand ils parlent des facultés intellectuelles,
ils ne font que tournoyer dans le même cercle d'idées,
ils emploient les mêmes phrases, les mêmes distinctions,
les mêmes sentences que nos devanciers ont épuisées depuis long-temps. Je voudrais qu'une personne de bon
sens me dît s'il est possible d'entendre quelque chose dans
le galimatias scientifique de toutes les sectes des trancen-
dentalistes d'aujourd'hui. Qu'on m'avoue de bonne foi,
s'il est possible d'entendre quelque chose dans certains
fragmens philosophiques que tout récemment nous avons
vu paraître, et qu'on trouve admirables, précisément parce
qu'on ne les entend pas.

Vous pourrez juger, à la fin de nos conférences, en comparant la philosophie ancienne et moderne avec celle qui dérive de la physiologie intellectuelle, combien celle-ci est simple, facile à être comprise, naturelle, et surtout en harmonie avec la réalité des faits et des observations journalières. Vous jugerez si elle vous paraîtra destinée à procurer une réputation éphémère à son auteur, comme on l'a prétendu, ou si elle n'est pas déjà assez avancée pour s'établir dans les écoles sur les ruines des différentes philosophies qui l'on précédée.

Je ne finirai pas aujourd'hui, Messieurs, sans vous faire considérer que, malgré les obstacles de tout genre opposés à ses progrès, la physiologie intellectuelle a fini par triompher. Elle a triomphé, malgré le peu de moyens dont son auteur pouvait disposer, et malgré la guerre qu'elle eut à soutenir contre les savans et les journalistes. M. le D.ʳ Gall, seul, par la seule force de son génie et la persévérance de son caractère, sans l'appui d'aucun gouvernement, d'aucune académie, d'aucun riche et puissant protecteur, a pu faire reconnaître ses découvertes anatomiques et physiologiques, et avoir la satisfaction, de son vivant, de voir établies des académies de savans dans les villes principales de la Grande-Bretagne, en Amérique et en Asie, fondées sur les principes de sa doctrine (11). Oui, Messieurs, non seulement à Edimbourg, à Londres, et dans plusieurs villes de l'Angleterre; mais à Philadelphie, à Calcuta, il existe des sociétés phrénologiques. Elles ont pour but, en se fondant spécialement sur les principes posés par M. Gall, de concourir à enrichir la science de nouveaux faits, de rectifier l'imperfection du langage, ou de rectifier même, s'il était nécessaire, l'erreur de quelques-uns des principes adoptés (12). On doit être convaincu (et nous le sommes bien profondément), de la justesse de cette sentence du père de l'éloquence romaine, qui dit que , « *Nihil est simul et inventum et perfectum.* » (Cic. *de Clar. ora.*), c'est-à-dire, que rien n'est trouvé et perfectionné en même temps.

Il ne me reste plus, Messieurs, qu'à vous entretenir un instant de moi, et c'est pour vous prier de m'accorder toute l'indulgence dont vous êtes capables. Obligé de parler dans une langue qui n'est pas la mienne, vous aurez non seulement à désirer en moi plus de connaissances et plus de clarté dans l'exposition des idées que mon sujet exige, mais aussi plus de justesse dans les expressions, et une prononciation moins défectueuse. Je puis vous assurer de tous mes efforts pour y parvenir, mais je n'ai vraiment confiance que dans cette disposition générale de bienveillance des Français envers les étrangers. Ayant adopté Paris pour ma seconde patrie, je cherche à employer mon temps d'une manière honorable, afin de me rendre digne de l'estime de mes nouveaux concitoyens. Si je puis avoir le bonheur de l'obtenir, j'aurai acquis de mes travaux scientifiques la plus noble et la plus chère des récompenses.

FIN.

NOTES.

(1) *Extrait d'une lettre de* Galilée *à* Alphonse Antonini, *commis-saire de la Cavalerie, pour la République de Venise.*

« S'io non avessi, illustriss. Sig., per mille altri riscontri ferma
» certezza del candido e sincero affetto suo verso di me, potrei
» stare in dubbio, se l'istanza che ella mi fa del comunicarle io
» con particolare scrittura certa mia nuova osservazione fatta nella
« faccia lunare, derivasse, come ella mi scrive, da zelo e timore,
« che ella abbia, che i miei scoprimenti ed invenzioni non mi
» vengano da altri usurpate nel modo, che di alcune mi è accaduto ;
» o pure se il consiglio suo tendesse al mantenermi interi gli odj
» di moltissimi concitatimi dalle tante novità scoperte da me nella
» natura e nelle scienze, per li quali odj io mi trovo in stato di
» non lieve calamità..... »

Dans la réponse de Alphonse Antonini à Galilée, on lit ces
mots : « Perchè siccome la sua glòria è giunta al sommo, cosí son
» giunte l'invidia ed il livore seguaci indubitabili. »

J'ai cru devoir citer ces deux passages à l'appui de ce que j'ai dit
dans mon discours sur Galilée.

---

(2) Plusieurs écrivains font honneur au roi Ferdinand d'avoir
favorisé l'entreprise de Colomb ; mais il est de fait que ce fut la
Reine seule qui le soutînt, et que, dans cette vue, elle vendit ou
mit en gage ses propres diamans.

---

(3) Dans les ouvrages d'André Cesalpino on trouve un passage duquel il résulte clairement que c'est à lui qu'on doit la découverte de la circulation du sang ; mais il est juste d'accorder à Harvey la gloire de l'avoir démontrée et fait connaître au monde entier, par ses observations et ses expériences.

---

(4) Le Cours a été donné dans un salon de l'appartement de M. Gall , qui a eu la bonté de mettre à ma disposition sa nombreuse collection de crânes, de plâtres , de dessins et de préparations en cire.

---

(5) La pluralité des organes cérébraux ainsi que leur siége dans le crâne , a été déjà pressentie par différens écrivains ; mais comme ils n'avaient pas été conduits par des principes physiologiques, et comme ils n'avaient aucune idée des véritables qualités primitives et fondamentales de l'intelligence , ils n'ont établi aucune vérité solide , qui ait pu résister à l'observation (Voyez dans les ouvrages du Dr. Gall , *sur les fonctions du cerveau,* au tom. II, pag. 350 et suiv. , édit. in-8°.).

---

(6) Il existe un rapport de la visite faite par M. le Dr. Gall, dans les prisons de Berlin et de Spandau , en 1805 , inséré dans les nos 97 et 98 du *Freymüthige*. M. Demangeon en a rapporté la traduction dans sa *Physiologie intellectuelle,* Paris, 1806 ; et M. Gall, dans son VIe volume, pag. 476 et suiv.

---

(7) Le Préfet de police , M. le comte Dubois , a défendu cette mascarade ; mais je possède une médaille en plâtre , que m'a procurée M. le Dr. Gall lui-même , et dans laquelle sont représentés les personnages comiques qui devaient paraître dans cette farce. Au milieu de la médaille on a gravé : *Marche comique du docteur Gall.* —Notre imperturbable philosophe aurait voulu s'amuser de la voir s'exécuter, mais M. le Préfet prétendit que cela ferait honte à la France.

---

(8) M. Gall n'était pas encore naturalisé français, et on chercha, sous prétexte qu'il était étranger, à l'éloigner de la Capitale. Voici ce que j'extrais du Bulletin des lois , n° 314 :

» N°. 7952. Ordonnance du Roi qui accorde des lettres de dé-
» claration de naturalité au sieur François-Joseph Gall , docteur
» en médecine , né à Tiefenbronn , grand-duché de Bade , le 9
» mars 1758.

» Paris , 29 septembre 1819. »

———————

(9) Qu'il me soit permis de citer ici deux passages de journaux pour prouver à mes lecteurs que deux de mes compatriotes de Rome méritent évidemment le reproche que je fais à toutes les personnes qui jugent sans connaître. Je trouve dans le *Diario di Roma* , 1817 n.° 59 , cet article. — » *Rome* , 23 juillet. — Monseigneur Fortuné
» Zamboni , secrétaire de l'Académie de la religion catholique ,
» traita de la Crânologie de M. le docteur Gall , médecin allemand,
» et il y a découvert des erreurs en physiologie et en médecine ,
» des principes erronés et faux , tirant au matérialisme et au fata-
» lisme , contraires à la liberté humaine et injurieux à la dignité
» de l'homme , qui , selon Gall , ne diffère des brutes que par une
» conformation physique *accidentelle*. »

Passe pour un Monseigneur ! Les portes du paradis ne lui seront pas fermées , quand même il mourrait dans la plus complète igno-rance des principes de la physiologie du cerveau ; comme je pense qu'il doit y avoir , parmi les élus , un grand nombre de prélats qui sont morts sans croire au mouvement de la terre.

Mais voici l'autre article que j'ai trouvé dans l'*Étoile* , du 29 sep-tembre 1826 :

» Dans une séance de l'Académie de la religion catholique , qui
» a eu lieu à Rome , le Dr. Onofrio Concioli a parlé du système
» crânologique du Dr. Gall ; il a blâmé hautement sa théorie
» comme contraire à la mor.le et aux préceptes de la religion catho-
» lique , et comme étant basée , a-t-il dit , sur le fatalisme le
» plus absurde , et sur la doctrine erronée de la prédestination. »

Je me plais à croire que M. le Docteur Onofrio Concioli doit être un docteur en théologie , et pas en médecine ; parce que parmi le grand nombre de médecins distingués que j'ai connus à Rome en

1825, je n'ai pas entendu parler de M. le Dr Concioli. Mais si par hasard il avait obtenu réellement un diplôme de docteur en médecine, je l'engage à me citer les passages pouvant porter atteinte à la morale, ceux qui seraient contraires aux préceptes de la religion catholique, et les endroits où sont développés les principes en faveur du fatalisme le plus absurde et de la prédestination, qu'il doit avoir remarqué dans les ouvrages de M. Gall. En attendant, je prie mes lecteurs d'examiner dans le premier volume de ces mêmes ouvrages, IVe section, le sublime Traité de M. Gall, sur le fatalisme, le matérialisme et la liberté morale de l'homme ; et ensuite, à la fin du VIme vol., le Traité sur la philosophie de l'homme, d'après les principes de la physiologie du cerveau.

———

(10) A la confirmation de ce que je viens de dire dans mon discours, qu'on consulte les ouvrages suivans : Las Cases, *Mémorial de Ste.-Hélène ; Mémoires du D^r. J. Antommarchi*, tom. II, p. 29 ; O'Méara, *Napoléon en exil*, pag. 190, 1re partie.

———

(11) M. le D^r. Gall seul est l'auteur des découvertes anatomiques et physiologiques, qui constituent la doctrine des fonctions du cerveau. Dans l'ouvrage cité, tom. V, pag. 519, on peut lire ce passage remarquable, dans lequel, après s'être défendu de quelques reproches qui lui ont été faits sur l'originalité de ses recherches, il fait sa profession de foi de cette manière :

« Je suis l'homme le plus modeste, le plus humble, quand je me vois vis-à-vis de l'immensité des choses que je suis condamné à ignorer, et qui pourtant se rattachent immédiatement à mon état de médecin observateur et praticien. Mais lorsqu'il s'agit de la découverte de la structure et des fonctions du cerveau, je me crois, avec une imperturbable suffisance, au-dessus de tous mes devanciers et au-dessus de tous mes contemporains. Oui, je suis le premier qui ait établi des principes physiologiques, d'après lesquels la structure du cerveau et ses fonctions doivent être étudiées, je suis le premier qui ait franchi la barrière que la superstition et la philosophie opposaient, depuis des milliers d'années, aux progrès

de la physiologie du système nerveux; qui ait conçu l'idée de dis-
tinguer les attributs généraux avec les véritables qualités et facultés
fondamentales ; le premier qui ait déterminé les instincts , les penchans , les sentimens et les talens qui sont affectés à certaines parties cérébrales ; je suis le premier qui ait eu le courage, la patience ,
la persévérance d'examiner et de fixer les rapports qui existent entre
l'énergie des qualités morales , des facultés intellectuelles et les di-
vers développemens des parties du cerveau ; je suis le premier qui ait
étendu ces mêmes recherches sur tout le règne animal ; qui ait étudié
des millions d'animaux , sous le rapport de leurs instincts , de leurs
penchans , de leurs facultés les plus saillantes , et de la configuration
de leur cerveau , soit d'individu à individu , soit d'espèce à espèce ;
je suis le seul qui ait trouvé et indiqué les seuls moyens capables de
faire découvrir le siège de chaque instinct , de chaque penchant , de
chaque sentiment et de chaque talent intellectuel ; je suis le seul qui
ait découvert ces sièges , et qui le démontre par de nombreux faits
physiologiques et pathologiques irréfragables , et une infinité de recherches d'anatomie et de physiologie comparées de toutes les espèces d'animaux.

Et plus bas :

« Oui , encore une fois , je suis le premier et le seul à qui la
physiologie du cerveau doit son existence. Je l'ai trouvée sans
l'aide de qui que ce soit; l'historique de chacune de mes découvertes vous le prouve. Il en est de la physiologie du cerveau comme de sa structure. Pour débrouiller ce qui par hasard aurait pu
se trouver dispersé dans les auteurs , il aurait fallu infiniment plus
de perspicacité qu'il n'en fallait pour deviner , par le moyen de
l'observation , les mystères de la nature. J'ai commencé , con-
tinué et presque achevé toutes mes découvertes sans aucune érudi-
tion préalable ; et si plus tard , j'ai compilé des citations , c'était
plutôt pour signaler mon point de départ que pour fortifier mes
idées par celles de mes devanciers et de mes contemporains. »

M. le D.ʳ Spurzheim , élève et ancien collaborateur de M. Gall ,
a contribué beaucoup à la propagation de la phrénologie en Angleterre , et il a écrit différens ouvrages sur ce sujet : mais il

paraît qu'il s'est éloigné dans quelque partie des principes de son maître, en se livrant un peu trop aux idées métaphysiques et aux raisonnemens. Je ne connais pas au juste s'il a fait quelques découvertes en anatomie ; je sais seulement que dans ses *Observations sur la phrénologie*, il a changé la dénomination de différens organes déjà découverts par M. Gall, et qu'il a fait une division des facultés primitives en ordres et en genres. Premier ordre, facultés affectives ; genre 1.er, penchans ; genre 2.me, sentimens. Second ordre, facultés intellectuelles ; genre 1.er, les sens extérieurs ; genre 2.me, facultés perceptives ; genre 3.me, facultés réflectives. M. Spurzheim a ajouté aussi dans son ouvrage huit organes que M. Gall croit n'avoir pas de faits suffisans pour admettre. Qu'on lise, à ce sujet, ce que M. Gall a cru devoir imprimer au commencement du troisième volume de son grand ouvrage in-4.º, depuis la pag. xv jusqu'à la pag. xxxiij.

———

(12) La première société phrénologique qui a été créée, est celle d'Édimbourg, qui existe depuis le 22 février 1820. Je connais le 1.er volume des Transactions de cette honorable société, qui est rempli des choses très-intéressantes. A Édimbourg, on publie aussi un journal phrénologique, qui paraît par trimestre, et qui est déjà à son 13.me ou 14.me Numéro.

Il est également enrichi de faits et d'observations importantes pour constater les principes de la physiologie du cerveau et en favoriser les progrès.

La société phrénologique de Londres a été instituée en 1823. Voici les objets principaux dont cette société doit s'occuper d'après ses propres réglemens.

1.º Acquérir, par l'exercice, de l'adresse et de la facilité à observer le développement cérébral.

2.º Établir les fonctions propres des différentes parties du cerveau.

3.º Établir jusqu'à quel point le volume et la forme du crâne indiquent le volume et la forme du cerveau.

4.º En admettant que les organes cérébraux présentent des modifications par rapport à leur volume , leur forme et leur position , établir et déterminer les effets de pareilles modifications.

6.° Établir l'accroissement relatif des différentes parties du cerveau , depuis l'embryon , et noter leur influence sur la manifestation des fonctions correspondantes dans les différentes périodes de la vie.

6.° Déterminer l'influence comparative de l'éducation sur les différentes organisations cérébrales.

7.° Examiner si l'éducation et les circonstances peuvent produire un talent ou une qualité spécifique.

8.° S'assurer combien un exercice long-temps prolongé , ou l'inaction totale d'une faculté ou qualité de l'esprit , tend à l'accroissement ou à la diminution de la portion du cerveau, par laquelle chaque faculté se manifeste.

9.° Établir la propriété primitive de chaque organe , et en perfectionner la dénomination en désignant l'organe d'après sa qualité primitive , et non d'après l'activité énergique ou l'exaltation de sa fonction.

10. Étendre les observations sur les animaux en général , et établir en quelle manière leur organisation correspond avec leur différens instincts , facultés et dispositions.

11.° Déterminer les lois de la propagation par rapport à l'âme et au corps, et déterminer les règles par lesquelles la société peut se diriger dans ses efforts pour améliorer la condition physique et morale de l'espèce humaine.

12.° Faire des recherches sur la structure du cerveau et du système nerveux.

Je ne connais pas les réglemens des autres sociétés phrénologiques , mais je pense qu'elles doivent être à-peu-près dirigées d'après les mêmes principes.

Que ne doit-on pas attendre des travaux combinés d'un si grand nombre d'hommes de mérite et dont l'esprit est dégagé des préjugés des anciennes doctrines!

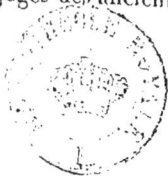

FIN DES NOTES.

www.ingramcontent.com/pod-product-compliance
Lightning Source LLC
Chambersburg PA
CBHW060452210326
41520CB00015B/3924